Das
Hurricane-Training

Das Hybrid-Programm für mehr Fitness,
Kraft und Ausdauer

von
Michael Iatroudakis

Bibliografische Informationen der Deutschen Nationalbibliothek: Die Deutsche Nationalbibliothek verzeichnet diese Publikation in der Deutschen Nationalbibliografie; detaillierte bibliografische Daten sind im Internet über dnb.d-nb.de abrufbar.

Hinweis:

Diese Publikation wurde nach bestem Wissen recherchiert und erstellt. Verlag und Autor können jedoch keinerlei Haftung für Ideen, Konzepte, Empfehlungen und Sachverhalte übernehmen.

Die publizierten Tipps und Ratschläge sind als Hilfen zu verstehen, um jeweils zu eigenen Lösungen zu kommen. Bei offenen Fragen kontaktieren Sie bitte Ihren Hausarzt.

Das Buch ersetzt nicht eine medizinische Behandlung /Therapie oder eine krankheitsbedingte Ernährungstherapie/Beratung. Der Autor und der Verleger können keine absolute Garantie für Ihr persönliches Ergebnis übernehmen. Sie handeln in allen Fällen eigenverantwortlich.

Als Leserin und Leser dieses Buches möchten wir Sie ausdrücklich darauf hinweisen, dass keine Erfolgsgarantien oder Ähnliches gewährleistet werden können. Auch kann keinerlei Verantwortung für jegliche Art von Folgen, die Ihnen oder anderen Lesern im Zusammenhang mit dem Inhalt dieses Buches entstehen, übernommen werden.

Der Leser ist für die aus diesem Buch resultierenden Ideen und Aktionen selbst verantwortlich.

Inhalt

Teil 4: Das „Hurricane-Training" für Fortgeschrittene

Teil 5: Das „Hurricane-Training" und die richtige Ernährung

Einleitung

Wenn man den Begriff "Hurricane Training" liest, hat man bereits die erste schweißtreibende Assoziation im Kopf. Es stellt sich die Frage: **„Was ist Hurricane-Training eigentlich?"**

Das "Hurricane Training" ist eine fortgeschrittene Trainingsmethode, die vor allem im Kampfsport genutzt wird. Sie bietet jedoch auch für Fortgeschrittene Trainingsreize, die für sie neu sind und mit anderen Methoden nicht erreicht werden können.

Der Mix aus sogenannten Sprints und Kraftübungen soll das alltägliche Training auf ein neues Trainingslevel heben. Auch Anfänger kommen bei einem Hurricane-Training zum Zuge, vorausgesetzt, die Auswahl der Übungen ist dem jeweiligen Trainingslevel angepasst.

Dieses Buch ist in mehrere Teile untergliedert.

Im 1. Teil werden wir allgemein darüber reden, wie wichtig Bewegung für unseren Körper ist. Getreu nach dem Motto: **„Zurück zur Natur".** In Teil 2 wenden wir uns den Grundlagen eines „Hurricane-Training" zu.

Teil 3 ist den Anfängern gewidmet, aber ein Thema wird auch sein, wie man mit einem **„Hurricane-**

Training" gezielt den **Fettstoffwechsel ankurbeln** kann, um überschüssige Pfunde loszuwerden. Teil 4 ist den Fortgeschrittenen gewidmet und Teil 5 rundet das Buch mit einem nicht zu unterschätzenden Ernährungspart ab.

In Bezug auf Übungsbilder für dieses Buch habe ich mir lange und ausführlich Gedanken gemacht. Reicht eine einfache Textbeschreibung aus oder sind Übungsbilder doch sinnvoller? Die Lösung war dann jedoch eine andere.

Ich fing an Freunde, Bekannte zu befragen, was sie bevorzugen würden. Die Antwort war zu annährend 100 Prozent eindeutig: **Videos.**

Ich muss zugeben, dass es mir es ebenso schwerfällt, dem korrekten Ablauf einer Übung zu folgen, wenn ich nur einzelne Bilder vor Augen habe.

Daher habe ich am Schluss, im **„Bonus-Kapitel Übungspart"** die einzelnen Workout-Begriffe für dich aufgelistet. Gebe diese Wörter, so wie sie sind, als Suchbegriff bei "**YouTube**" ein. Schnell wirst du fündig und kannst dann für dich das richtige Video raussuchen.

Dort kannst du dann sehr schön sehen, wie eine Übung korrekt ausgeführt wird. Ich denke, davon hast du mehr als von teilweise unklaren **Schritt-für-**

Schritt-Fotos.

Ich wünsche dir auf jeden Fall viel Spaß beim Lesen und eine Menge Inspiration.

Dein
Michael Iatroudakis

Teil 1
Bewegung ist alles

Wir Menschen unterliegen einem natürlichen Bewegungsdrang

"**Wer rastet, der rostet.**" Dieser Spruch mag zwar „ausgelutscht" sein, sagt aber alles darüber aus, was „Bewegung" in Verbindung mit **„Gesundheit / Fitness"** ausmacht. Wir Menschen besitzen einen natürlichen Bewegungsdrang, der gelebt sein möchte. Kinder werden zappelig, wenn sie zu lange sitzen müssen, sei es in der Schule oder am Esstisch. Erwachsene werden unruhig, wenn sie über Stunden im Auto verbringen müssen. Ohne Bewegung ist alles nichts.

Ohne Bewegung sind wir nichts!

Sport, Fitness, Bewegung – man kann es nennen, wie man möchte, jede Art von körperlicher Ertüchtigung hält den Körper am Leben. Hier die wichtigsten Vorteile, die sportwissenschaftlich belegt sind:

- Stärkung von Körper, Geist und Seele

- Verringerung psychischer Leiden

- Vorbeugung gegen Herz-Kreislauf-Krankheiten

- Verlangsamung des Alterungsprozesses

- Optimierung des Stoffwechsels

- Regulation des Körpergewichts

- Vorbeugung gegen Krebs

Depressionen und die Ausschüttung von Glückshormonen

Glückshormone sind Hormone, die einen rauschähnlichen Zustand im Körper bewirken. Diese werden und können vom Körper selbst hergestellt werden, sobald man körperlich aktiv wird. Beispiel „Depressionen": **"Sport kann Depressionen nicht komplett heilen, aber stark positiv beeinflussen."** Die Vorteile körperlicher Aktivität sind zahlreich und reichen von einem reduzierten Risiko für bestimmte Krankheiten und Gesundheitszuständen bis zu einer Verbesserung der psychischen Gesundheit."

Mentales Wohlbefinden durch Bewegung

Viele Studien belegen, dass körperliche Bewegung das Risiko klinischer Depressionen rapide reduziert und ebenso effektiv sein kann wie Psychotherapie, wenn nicht sogar effektiver. Des Weiteren wurde in zahlreichen Studien eindeutig belegt, dass die Auswirkung von körperlichen Aktivitäten das subjektive Wohlbefinden, die Stimmung, die Emotionen sowie die Selbstwahrnehmung und auch das eigene Körperbild um ein Vielfaches verbessert.

Bewegung und Sport müssen nicht immer mit einem Vertrag in einem Fitnessstudio, einer Mitgliedschaft in einem Sportverein oder mit einer teuren Ausrüstung einhergehen. Wichtig ist nur, dass man in der Lage ist, sich vom Sofa zu erheben und aktiv zu werden. Egal, für welche Art körperliche Ertüchtigung man sich entscheidet, der wichtigste Punkt ist der, dass es Spaß machen sollte. Bewegung/Sport/Fitness sollte nicht zu einer lästigen Pflicht werden, denn dann ist es nur eine Frage der Zeit, bis die Motivation **„den Bach runter geht"**.

Jede Bewegung ist wichtig. Und jede Bewegung fängt im Alltag an. Eine amerikanische Studie der Mayo Klinik Rochester im US-Bundesstaat Minnesota legt nahe, dass die Häufigkeit ganz alltäglicher Betätigungen den Ausschlag dafür gibt, ob jemand schlank oder eher dick ist. Bereits durch sogenannte kleine Bewegungseinheiten **(über den Tag verteilt)** kommt es in der Summe sehr schnell zu Energieumsätzen, die bereits gesundheitsrelevante körperliche Impulse setzt.

Hierfür eignet sich das **„Hurricane-Training"** hervorragend wenn es darum geht, ein schnelles und unkompliziertes Training für Körper, Geist und Seele abzuhalten.

Wir sind immer noch Steinzeitmenschen

Bei unseren Vorfahren war körperliche Bewegung ein wesentlicher Bestandteil des Alltags. **Jäger und Sammler waren ständig in Bewegung.** Die Motivation war zum einen die ständige Nahrungssuche.

Dabei legten unsere Vorfahren nicht selten einige Kilometer (zu Fuß!) zurück. Und wenn sie nicht gerade auf Nahrungssuche waren, so kam es gelegentlich vor, dass sie bis zu 60 km und mehr liefen, um das nächste Dorf zu besuchen.

Der Energieverbrauch und die Energiezufuhr waren hierbei eng miteinander verbunden. Daher war der Ausdruck „Adipositas" (Fettleibigkeit) bei ihnen vor allem in praktischer Hinsicht ein Fremdwort. Nicht nur die Bewegung an sich war eine wichtige Komponente, sondern auch die Umweltreize waren ein wichtiger Bestandteil ihres Lebens.

Diese wären:

Viele langsame Bewegungen, Sammeln, Spielen, Tanzen. Langes Laufen mit kurzen Sprints. Tragen von (schwerer) Beute, Sammelgut und sonstigen Gegenständen. Klettern auf Bäume. Klettern an/auf Felswände(n). Kriechen, Springen, Hüpfen und ausruhen.

Wie kann man das nun in modernen Sport übersetzen?

Möglichkeiten hierfür wären:

Ausreichende Alltagsbewegungen (Laufen, Gartenarbeit), Körpergewichts-Training, Krafttrain-

ing mit Gewichten. Lange ausgedehnte Spaziergänge (unabhängig vom Wetter), Laufen mit Sprints (auch barfuß), Ganzkörperbewegungssportarten (Klettern, Kampfsport, Tanzen usw.) Ausreichend Erholungszeit (Ruhetage, Meditation) zwischen den einzelnen Trainingseinheiten.

Beim Sport sollten wir daher dem „Zurück-zur-Natur-Ansatz" folgen und die Bewegungen unserer Vorfahren in unser Workout integrieren. Ein gezieltes „Hurricane-Training" kommt diesem Anspruch sehr nahe. Dazu im nächsten Kapitel mehr.

Teil 2
Das Hurricane-Training (Basic)

Was ist das „Hurricane-Training" eigentlich?

In Bezug auf das „Hurricane-Training" gibt es keine genormte Definition, die man eben einfach mal so geschwind im Lexikon nachschlagen kann. Aber es gibt spezifische Komponenten, die dieses Training einzigartig machen.

Diese wären:

- Bewegung / Fitness – raus in die Natur

- einfache Techniken

- Abwechslungsreichtum

- kein Wettkampfcharakter

- kurze Trainingseinheiten

- hohe Intensität

- kein teures Equipment

Viele Menschen gehen beim Sport gern an ihre Grenzen, doch beim Hurricane-Training ist dies nicht möglich. Hier sind keine Grenzen gesetzt. Hurricane-Training ist ein ultraharter Mix aus Kraftübungen und Sprints, das dich in nur 14 Minuten auf ein neues Trainingslevel wirbelt. Auch Hobbysportler kommen hier voll auf ihre Kosten, denn es wird einiges an Energie benötigt, die wiederum schnell an der Leistungsgrenze eines jeden einzelnen kratzt.

Das megaharte Training zeichnet sich durch Kampf- und Schlagelemente aus **Judo, Ringen und Brazilian Jiu-Jitsu** aus, welche beim Hurricane-Training alle miteinander vereint werden. Der Mix aus den verschiedenen Richtungen hat auch einen Namen: "**Mixed Martial Arts**".

Der Hurricane ist eine Abfolge von Kraftübungen und Sprints. Erfunden wurde das neuartige Trainingssystem durch den aktiven MMA-Kämpfer Martin Rooney. Der US-Athletik-Coach sagt selbst: **"Ein Hurricane simuliert perfekt die physischen und mentalen Anforderungen eines Mixed Martial Art-Kämpfers."**

Die "**Hurricane-Trainingsmethode**" ist ein sehr herausforderndes und vor allem intensives Training, das viel Abwechslung bietet und jeden Sportler / Athleten an die persönliche Grenze bringt.

Was bringt mir ein „Hurricane Training"?

Durch das „Hurricane-Training" wird deine individuelle mentale Stärke verbessert. Zudem verstärkt es deine Ausdauer, deine **Kraft, Schnelligkeit, Koordination und Beweglichkeit** – das sind die unterschied-lichen Trainingsreize und –anforderungen, die dein Körper durch das Hurricane-Training erhält. Das Ergebnis? In kürzester Zeit ist ein umfassender Trainingseffekt sichtbar. Eine Einheit dauert im Schnitt zwischen 10 und 20 Minuten, je nach persönlichem Trainingslevel.

Das „Hurricane-Training" ist also, wie es der Name schon sagt, auf höchste Anforderungen an den Körper ausgelegt. Dieses Training geht wie ein starker Wirbelsturm durch alle Konditionsbereiche deines Körpers und ist deshalb nicht nur für Mixed Martial Art-Kämpfer, sondern eben auch für dich und all die anderen Sportler bestens geeignet.

Weitere Vorteile eines Hurricane-Trainings sind:

- geringer Zeitaufwand
- In der Regel werden keine Hilfsmittel benötigt
- hohe Intensität, maximaler Fortschritt
- positive Auswirkung auf das Herz-Kreislaufsystem
- optimale Fettverbrennung (inklusive Nachbrennen)
- Krafttraining mit geringem Aufwand
- ortsunabhängig (zuhause, Park, Gym usw.)

Die Übungen des „Hurricane-Trainings" werden in **Bootcamp-Atmosphäre** in verschiedene Abschnitte eingeleitet und absolviert. Somit ist gewährleistet, dass dein Körper bestmöglich auf das Leistungsmaximum getrimmt wird. Der Trainingseffekt wird beim „Hurricane-Training" in den Mittelpunkt gestellt, denn es fokussiert deine Muskelanstrengung auf höchstem Niveau.

Wie bereits erwähnt, kommt der Hurricane aus dem Kampfsport-Segment, in dem Sportler ständig an ihr äußerstes Limit mit ihren Kräften gehen. Wenn die Kämpfer in den Ring einmarschieren, ist deren Puls bereits stark erhöht. Beginnt die erste Runde, erreicht der Puls seinen Höhepunkt. In dieser angespannten Situation muss der Kämpfer sich auf jede Bewegung konzentrieren, so dass diese kraftvoll und präzise ausgeführt wird. Sei es zur Verteidigung oder zum Angriff.

Und genau jene Situation simuliert ein Hurricane-Training.

Der Hurricane zeichnet sich dadurch aus, dass zu Anfang, bedingt durch den Lauf-Part, der Puls nach oben getrieben wird. Durch den anschließenden Athletik-Part muss man sich voll darauf konzentrieren, die Übung (mit oder ohne Hilfsmittel) sauber und präzise auszuführen.

Das „Hurricane-Training" **ist ein hochintensives Training,** das sämtliche Aspekte deines Körpers trainiert, einen sehr hohen Nachbrenneffekt besitzt und von der Handhabung und der Trainingsgestaltung sehr flexibel ist.

Das „Hurricane-Training" trifft HIT

Eine „Hurricane-Einheit" unterliegt dem sogenannten „HIT"-Prinzip für einen maximalen Trainingserfolg innerhalb eine kurzen Zeitspanne.

Was bedeutet „HIT"

Die Abkürzung HIT steht für „High Intensive Training" oder zu Deutsch „Hochintensitätstraining, was so viel bedeutet, dass unter hoher Intensität mit geringem Volumen trainiert wird.

Beispiel: „Krafttraining"

Die Muskeln werden besonders intensiv trainiert, wobei nur ein Satz von jeder Übung trainiert wird. Dieser Satz wird nahezu bis zur totalen Erschöpfung der Muskeln ausgeführt.

Nach einer kurzen "Verschnaufpause" gehst du zur nächsten Übung über. **Das Prinzip des Hochintensitätstrainings ist ein intensives, kurzes Training mit maximalem Muskelaufbau.** Es ist gegenüber einem herkömmlichen Training viel effizienter.

Trainiert wird beim HIT **höchstens drei Mal** die Woche, danach wird ein Ruhetag eingelegt.

Das Hochleistungstraining ist jedoch nichts Neues. Diese Trainingsmethode wird von **Hochleistungssportlern bereits seit 40 Jahren** mit großem Erfolg angewandt. In letzter Zeit hat sich HIT beim Breitensport etabliert und auch hier als hervorragend geeignet herausgestellt.

Die drei Prinzipien beim HIT-Training

Die Basis des High Intensity Trainings beruht auf den drei Eckpfeilern

- **Trainingshäufigkeit**
- **Trainingsdauer und**
- **Trainingsintensität**

Bezüglich der Trainingshäufigkeit wird davon ausgegangen, dass der Muskel in den Ruhephasen zwischen den Trainingseinheiten wächst und nicht während des Trainings. Nach dem System des HIT werden die Muskeln erst dann wieder trainiert, wenn sie sich ausreichend regeneriert haben und gewachsen sind. Zuviel würde den Fortschritt verringern oder zum Übertrainieren führen.

Was die Trainingsdauer angeht, kann nach dem HIT-System entweder lang oder intensiv trainiert werden.

Ein Läufer kann sein schnelles Tempo nicht auf einer langen Strecke halten, somit wird beim Krafttraining die Intensität kontinuierlich verringert, je länger trainiert wird.

Die Trainingsintensität ist der Schlüssel zum Muskelaufbau. Nicht die Dauer und Anzahl der Trainingssätze sind bedeutend, sondern die Leistung bei größtmöglicher Anstrengung. Der Muskel wird durch spezielle Techniken wie Intensivwiederholung-en, sogenannte Supersätze und Vorermüdung bis an die Grenzen getrieben.

Vorteile des Hochintensitätstrainings

Die Vorteile sind ein effizientes und effektives Train-ing zum Aufbau der Muskeln, wobei der Zeitaufwand sehr gering ist. Während bei einem herkömmlichen Krafttraining nahezu jeden Tag mit mehreren Stund-en trainiert wird, um schnell ans Ziel zu kommen, be-nötigt man beim HIT nur wenig Zeit.

Bei einem intensiven Training an drei Tagen in der Woche mit ca. 45 Minuten wird oft das gleiche Ziel erreicht. Optimal ist des Weiteren die Hormonauss-chüttung, weil nach 45 Minuten die anabolen Hor-mone erreicht sind. Danach sinken sie wieder und die abbauenden Hormone setzen ein.

Studien haben ergeben, dass mit nur einem intensiven

Übungssatz die gleichen Fortschritte erzielt werden wie bei einem herkömmlichen Training mit mehreren Sätzen. Bei Breitensportlern wurde sogar festgestellt, dass mit HIT der Muskelzuwachs noch höher war als bei einem gewöhnlichen Training mit drei Sätzen. Zudem wurde beim Intensitätstraining der Körperfettanteil wesentlich verringert.

Ein High Intensity Training eignet sich für ehrgeizige Menschen, die mit großer Anstrengung bereit sind, in einem kurzen Zeitraum das Beste aus ihrem Körper herauszuholen. Wenn die Übungen korrekt ausgeführt werden und die Ruhephasen eingehalten werden, erreicht man mit HIT sicherlich schnell sein Ziel.

Wer ist der Erfinder von HIT?

HIT wurde von dem US-amerikanischen Sportgerätehersteller Arthur Jones in den 1970er Jahren entwickelt. Jones war Hobbygroßwildjäger und sammelte in Afrika Erfahrungen, indem er Tierwelt studierte. Im fiel das Zusammenspiel der intensiven Bewegung und die Ausbildung der Muskeln beim Löwen auf, wenn er sich körperlich anstrengte.

Der Durchbruch seiner Idee mit dem HIT gelang ihm schließlich, nachdem er zusammen mit dem **Bodybuilder Mike Mentzer das Buch „Heavy Duty"** herausbrachte.

Was bedeutet das Ganze übertragen auf das „Hurricane-Training"

Das Hurricane-Training vereint ein intensives Cardio- und Krafttraining mit allen Aspekten des „HIT"-Prinzips. Oder etwas ausführlicher: Das „Hurricane-Training" ist ein Mix aus Schnellkrafttrainingsübungen, Dehnungen, Cardiotraining und Gewichtheben in Kombination mit **einer kurzen, aber intensiven Zeiteinheit** für ein maximales Ergebnis.

Wie funktioniert das „Hurricane-Training" eigentlich genau?

Eine Hurricane-Trainingseinheit ist an sich ziemlich simpel aufgebaut. Der Hurricane besteht aus zwei Teilen: einem **Lauf-und einem Athletik-Part.**

Der Lauf-Part erfolgt in der Regel am Anfang einer Trainingseinheit und umfasst eine 30 Sekunden andauernde Sprintvariante. Der Athletik-Part besteht in der Regel aus zwei Übungen für den Oberkörper und den Rumpf. Hier sollte man jeweils 10 bis 20 Wiederholungen absolvieren.

Beispiel: 15 klassische Liegestütze und 20 Crunches.

Ich möchte das Ganze an einem Beispiel verdeutlichen:

1 Block:

1. Übung: 30 sec. Sprint
2. Übung:15 WH Liegestütze
3. Übung: 20 WH Sit-ups

*** (Hinweis: Keine Pause)

1. Übung: 30 sec. Sprint
2. Übung:15 WH Liegestütze
3. Übung: 20 WH Sit-ups

***

1. Übung: 30 sec. Sprint
2. Übung:15 WH Liegestütze
3. Übung: 20 WH Sit-ups

***

90 Sekunde Pause

***

2. Block:

1. Übung: 30 sec. Sprint
2. Übung:15 WH Liegestütze
3. Übung: 20 WH Sit-ups

***

1. Übung: 30 sec. Sprint
2. Übung:15 WH Liegestütze
3. Übung: 20 WH Sit-ups

***

1. Übung: 30 sec. Sprint
2. Übung:15 WH Liegestütze
3. Übung: 20 WH Sit-ups

***

90 Sekunde Pause

***

3 Block:

1. Übung: 30 sec. Sprint
2. Übung:15 WH Liegestütze
3. Übung: 20 WH Sit-ups

***

1. Übung: 30 sec. Sprint
2. Übung:15 WH Liegestütze
3. Übung: 20 WH Sit-ups

***

1. Übung: 30 sec. Sprint
2. Übung:15 WH Liegestütze
3. Übung: 20 WH Sit-ups

***

90 Sekunde Pause

***

FERTIG!

Das Grundprinzip des Hurricane-Trainings ist es, vor den Kraftübungen (mit oder ohne Hilfsmitteln) eine ausdauerintensive Belastung durchzuführen. **Diese Ausdauerbelastung sollte hochintensiv und kurzfristig sein und mindestens 30 Sekunden andauern.** Nach der Ausdauerbelastung folgen in schneller Abfolge Standard-Krafttrainingsübungen. Hier sollten Minimum zwei Übungen ausgeführt werden und dies möglichst ohne Pausen.

Ein Hurricane-Training eignet sich hervorragend für Anfänger wie auch für Profis. Des Weiteren dient ein Hurricane-Training optimal als Einstieg für Crossfit und ermöglicht vor allem klassischen Bodybuildern (alten Hasen) von Zeit zu Zeit, Abwechslung in den monotonen Trainingsalltag zu bringen.

Maximale Fettverbrennung mit dem „Hurricane-Prinzip"

Der sogenannte Cardio-Bereich ist beim "Hurricane-Training" durch den kurzen, aber intensiven Laufpart komplett abgedeckt.

Ein gezieltes Cardio-Training ist eine ideale Methode, den Stoffwechsel beziehungsweise den Fettstoffwechsel ordentlich auf Trab zu bringen.

Durch ein regelmäßiges Cardio-Training erhöht sich die Anzahl der Mitochondrien in den Zellen. Diese fungieren als „Energiekraftwerke" und befinden sich häufig in Zellen mit hohem Energieverbrauch. Die Anzahl von Mitochondrien wird dem Energiebedarf der Zelle angepasst. **Je höher der Energiebedarf, umso mehr dieser kleinen „Energiekraftwerke" befindet sich in einer Zelle, umso mehr wird Energie verbrannt** und umso schneller agiert unser Stoffwechsel.

Doch wie sieht ein effektives Cardio-Training aus?

Das wollen wir uns in diesem Kapitel näher ansehen.

Bei der aeroben Ausdauer wird die benötigte Energie zum Großteil mit Sauerstoff bereitgestellt, während der Körper bei einer anaeroben Belastung ein Sauerstoffdefizit eingeht.

Je nach Belastungsintensität gewinnt der Körper die umzusetzende Energie aus verschiedenen Quellen.

Bei einer langandauernden Belastung wie zum Beispiel bei einem Dauerlauf besteht die aerobe Energiegewinnung aus **Fett- und Kohlenhydrate.** Bei der anaeroben Energiegewinnung, wie beispielsweise bei einem Sprint ist hingegen der Verbrauch an Glucose maßgebend.

Denjenigen, die abnehmen möchten, wird daher geraten, während eines Cardio-Trainings in der aeroben **„Fettverbrennungszone"** zu bleiben, um mehr Körperfett zu verbrennen. Je nach Trainingszustand wird ein Intensitätsbereich von 65 bis 75 Prozent der individuellen Maximalleistung empfohlen.

Doch ist das richtig? **Ja und Nein ...**

Wenn es um die Gewichtsreduktion geht, werden bezüglich der Fettverbrennung durch körperliches Training von vielen Trainern nach wie vor nicht ganz korrekte Empfehlungen gemacht.

Es handelt sich hierbei um zwei Begriffe, die wir uns jetzt näher ansehen: Relativer und absoluter Anteil der Fettverbrennung.

Relativ betrachtet verbrennt man umso mehr Fett, je weniger intensiv die körperliche Belastung ist (siehe vorhergehender Abschnitt). Allerdings fällt hierbei die absolute Menge an verbranntem Fett aufgrund des niedrigen Energieumsatzes aber gering aus. **Je intensiver aber wiederum die körperliche Belastung wird, desto weniger trägt Fett prozentual zur Energiegewinnung bei.** Jetzt kommt vermehrt Glukose hinzu, der Anteil an verbranntem Fett sinkt ab.

Dafür steigt der Energieumsatz (Kalorienverbrauch) mit zunehmender Belastung an. **Das bedeutet im Klartext: Bei einer höheren Belastungsintensität kann der geringere relative (prozentuelle) Anteil der Fettverbrennung an der Energiegewinnung einer größeren absoluten Menge an verbranntem Fett entsprechen.**

Das bedeutet, es wird mehr Energie verbraucht, was letztendlich für die Gewichtsreduktion entscheidend ist, da man nur in Verbindung mit einer negativen Energiebilanz an Gewicht verlieren kann.

Ein Beispiel:

Zwei übergewichtige Herren um die 50 besuchen viermal wöchentlich ein "Fitness-Studio" und radeln dabei jeweils 60 Minuten auf dem Fahrrad. Proband A tut dies mit einem Fettverbrennungspuls von 110 bis 120/min, Proband B mit einer etwas höheren Intensität, bei einer Herzfrequenz von 140 bis 150/min.

Nach acht Wochen hat Proband A, der im vermeintlichen Fettabbaubereich trainiert hat, weniger an Gewicht **(besser gesagt an Körperfett)** verloren als sein Mitstreiter Proband B, da dieser mit seinem Training mehr Kalorien verbraucht hat und somit eine höhere negative Energiebilanz erzielt hat als Proband A.

Lautet das Trainingsziel also „Abnehmen", **sollte daher vorranging der Energieverbrauch** im Fokus stehen, um den Stoffwechsel anzukurbeln. Je mehr Energie verbraucht wird, umso besser.

Daher sind kurze, intensive Ausdauereinheiten relativ gesehen eine besser Wahl: Es kommt nicht auf den Umfang der Ausdauerbelastung an, sondern auf die Intensität.

Ein weiterer großer Vorteil von kurzen und intensiven Trainingseinheiten gegenüber einen langen und (oft) monotonen Ausdauertraining **ist der sogenannte "Nachbrenneffekt".**

Was ist der Nachbrenneffekt?

Als Nachbrenneffekt wird ein Zustand bezeichnet, in dem der Körper mehrere Stunden nach einer körperlichen Anstrengungen (intensiven Trainingseinheit) einen höheren Kalorienbedarf (**einen erhöhten Stoffwechsel**) in der Ruhephase aufweist.

Hierbei unterteilt man den Nachbrenneffekt grob in drei Phasen:

Phase 1:

Nach einem **intensiven Training** beginnt die sogenannte erste **Phase des "Nachbrenneffekts"**. Mit Hinblick auf eine erneute Belastung finden jetzt wichtige Stoffwechselprozesse im Körper statt. So werden vom Organismus schnelle Energielieferanten neu gebildet und die Sauerstoff-Zwischenspeicher in Blut und Muskeln wieder aufgefüllt.

Alle diese Maßnahmen kosten den Körper Energie, sprich Kalorien.

Phase 2:

Nach ungefähr 15 Minuten beginnt die Phase der Eiweißverwertung. In dieser Phase ist die Eiweißverwertung im Körper besonders aktiv.

Jetzt werden Proteine in Aminosäuren gespalten und damit für wichtige Regenerationsprozesse, wie Muskelaufbau, zugänglich gemacht. Auch hier wird dem Körper eine Menge an Energie abverlangt.

Phase 3:

Die immer noch erhöhte Muskelspannung sorgt auch in der letzten **Phase** für zusätzlichen Energiebedarf bzw. Kalorienverbrauch. Diese Phase kann je nach Training bis zu zwei Tage anhalten. Am größten ist der Nachbrenneffekt aber innerhalb der ersten Stunde nach einem Training.

Unterschiedliche Studien* haben gezeigt, dass eine leichte und monotone Ausdauereinheit die geringste Nachverbrennung bewirkt. Mit einem zusätzlichen Energieverbrauch von rund fünf Prozent der beim Training verbrauchten Kalorien wären das nach 30 Minuten auf dem Fahrrad nur fünf Extra-Kalorien.

Nach einer kurzen, aber intensiven Ausdauereinheit kommt man immerhin auf zehn bis fünfzehn Prozent, teilweise auf 20 Prozent. Obwohl ein hochintensives Intervalltraining nur von kurzer Dauer ist (in der Regel +/-15 Minuten), ist der Nachbrenneffekt mit ca. 70 Kilokalorien und mehr am stärksten

Das Beste Ergebnisse hinsichtlich des Nachbrennens erreicht man mit einem gezielten Zirkeltraining, was aus Kraft- und Ausdauereinheiten besteht. Hierbei ist das „Hurricane-Training" optimal geeignet.

*Daniel Geißler, Universität Wien, 2010

Wichtig:

Bevor man loslegt, sollte der jeweiligen persönliche Trainingszustand berücksichtigen werden. **Absolute Anfänger (und stark Übergewichtige)** sollten zuerst mit einem sehr moderaten Ausdauertraining beginnen und später die Intensität kontinuierlich steigern beziehungsweise auf ein intensives Hurricane-Training umsteigen.

Bevor wir zum nächsten Kapitel übergehen, möchte ich dir noch Tipps mit auf dem Weg geben, wie du mit dem „Hurricane-Training" eine effektive Fettverbrennung erzielen kannst.

Achtung: Diese Tipps sind nicht für blutige Anfänger geeignet.

Tipp: Absolviere ein "Hurricane-Training" nach dem Aufstehen und noch vor dem Frühstück für maximale Fettverbrennung

Warum?

Auf leeren Magen zu trainieren hat einige Vorteile:

Im nüchternen Zustand steht nur wenig Glykogen als Energieträger zur Verfügung, der Blutzuckerspiegel ist in der Regel niedrig.

Der Körper greift dann vermehrt auf freie Fettsäuren zurück, die Fettverbrennung läuft auf Hochtouren.

Eine bessere Insulinempfindlichkeit

Wenn wir essen, schüttet der Körper (die Bauchspeicheldrüse) das Hormon Insulin aus, das hilft, die Nährstoffe aus der Nahrung zu absorbieren. Das Hormon nimmt den Zucker (Glykogen) aus unserem Blut und transportiert ihn weiter zur Leber, zu den Muskeln und zu den Fettzellen. Dieser Zucker wird dann später vom Körper als Energiequelle verwendet.

Bei häufigem und kohlenhydratreichem Essen können die Zellen resistent gegenüber Insulin werden. Das bedeutet, dass die Zellen die Nährstoffe nicht mehr aufnehmen können – Zucker verbleibt im Blut, wodurch mehr und mehr Insulin ausgeschüttet werden muss – **eine Vorstufe von Diabetes Mellitus** und anderen chronischen Erkrankungen.

Bewegung hilft immer gegen Insulinresistenz, wie auch ein Training auf leeren Magen. Isst man nach dem Training die erste Mahlzeit, so reagiert der Körper wieder besonders sensibel auf Insulin, was nicht nur für unsere Gesundheit, sondern auch für Fettverlust und Muskelaufbau von Vorteil sein kann.

Ausschüttung von Wachstumshormonen

Ein hoher Wachstumshormonspiegel ist wichtig für starke Knochen, große Muskeln, Langlebigkeit und wenig Körperfett. Wenn wir schlafen, haben wir im Blut die höchste Konzentration an Wachstumshormonen. **Allein durch ein normales Krafttraining werden zusätzliche Wachstumshormone ausgeschüttet** – ein Training auf leeren Magen vergrößert den Effekt noch und aktiviert, wie bereits erwähnt, gleichzeitig den Fettstoffwechsel.

Tipp: Ein Bulletproof-Kaffee vor einem Hurricane-Training

Absolviere ein intensives **"Hurricane-Training"** nach dem Aufstehen und nach einer Tasse schwarzen Kaffee (oder ein Bulletproof-Kaffee) für eine maximale Fettverbrennung.

Was ist ein Bulletproof Kaffee?

Er gilt seit einiger Zeit als der Energielieferant und gleichzeitig soll man mit ihm ohne Mühe abnehmen können. In den USA ist Bulletproof Kaffee schon lange ein Trendgetränk. Entwickelt wurde er von Dave Asprey, der bei einer Reise in den Himalaya vom Yak-Butter-Tee erste Anregungen fand.

Wie bei diesem traditionellen Getränk setzte Asprey

nun dem Kaffee Butter und Öl zu und kreierte damit ein neues Produkt.

Die Bestandteile

Für die Zubereitung eines Bulletproof Kaffees sollten nur hochwertige Zutaten verwendet werden, wie Kaffee frei von Pestiziden. Es sind Bulletproof Kaffeebohnen erhältlich, die als besonders rein und geschmackvoll gelten. Ein guter Bio-Kaffee kommt an diese Qualität heran. Bei der Auswahl der Butter kommt es ebenfalls auf die Güte an. Butter von weidengefütterten Tieren wird bevorzugt. Man kann natives Kokosnussöl verwenden oder MCT-Öl, welches unter anderem auch von Bulletproof erhältlich ist.

Energieschub und Fettverbrenner

Dem Körper wird mit dem Bulletproof Kaffee sehr schnell eine hohe Dosis Energie geliefert. MCTs sind mittelkettige Fettsäuren, die ohne Umwege in die Leber gelangen. Sie liefern weniger Kalorien als Butter und gelten als appetithemmend. Obwohl das Fett die Aufnahme des Koffeins verzögert, wird länger anhaltende Energie geliefert, die bis zu sechs Stunden anhalten soll.

Gleichzeitig macht der hohe Fettgehalt des Getränks ohne begleitendes Frühstück richtig satt. Regelmäßig getrunken stellt sich der Körper auf die Fettverbrennung durch Fettsäuren ein und trägt langfristig zur Verbrennung des eigenen Körperfetts bei.

Die Mischung der **drei Komponenten** soll zu den gewünschten Effekten führen, mehr Energie für den Tag zu gewinnen und dabei durch die Anregung des Fettstoffwechsels abzunehmen.

Das klassische Grundrezept:

- 230 ml hochwertiger Kaffee
- 15 g MCT Öl/Kokosöl
- 30 g Butter (oder 2 EL)

Die Zutaten ungefähr für 30 Sekunden mit einem **Stabmixer oder Milchaufschäumer** vermischen. Dadurch erhält der Kaffee seine cremige Konsistenz und das Aufschäumen fördert den Geschmack.

Fertig ist der "Bulletproof-Kaffee…

Tipp: Absolviere als Übung „Burpees"

Burpees werden geliebt oder gehasst. Burpees trainieren den ganzen Körper. Große Hauptmuskelgruppen wie Brust, Rücken und Oberschenkelmuskulatur, aber auch kleinere Hilfsmuskeln in Rumpf, Schultern und Armen werden auf intensivste Weise gefordert.

Burpees sind die absoluten Fettkiller. Sie setzen sich

aus drei einzelnen Übungen zusammen, und zwar aus einer Kombination aus Kniebeuge, Liegestütze und Hocksprung. Da jede diese Übungen bereits für sich sehr anstrengend ist, wird nicht nur deine Kraft, sondern auch die Ausdauer und in gewisser Maßen auch deine Koordination trainiert.

Der Burpee ist deshalb eine sehr äußerst effektive **Ganzkörper-Übung**, bei der sowohl deine Arme, Schultern und Brustmuskeln als auch deine Oberschenkel- und Beinmuskulatur trainiert werden.

Die Fettverbrennung erfolgt also dadurch, dass unzählig viele Kalorien durch die hohe Belastung deines Körpers während der Ausübung des Burpee verbrannt werden. Selbst nach dem Training hält der "Nachbrenneffekt" für einige Stunden an.

Hinweis:

Es gibt Experten die davor warnen, auf nüchternen Magen zu trainieren. Das Argument: Ohne Energie absolviert man ein schlechteres Training und läuft Gefahr, dass der Kreislauf während des Trainings schlapp macht.

Die oben genannten Tipps sind nicht unbedingt für blutige Anfänger gedacht. Daher sollte jeder für sich abwägen, ob er auf nüchternen Magen trainieren möchte oder nicht.

Hier spielt das eigene Körperempfinden eine sehr wichtige Rolle. Was die Leistungsfähigkeit anbelangt, gibt es unterschiedliche Aussagen und Studien.

Am besten probiere es aus und bilde dir dann deine eigene Meinung.

Teil 3
Das Hurricane-Training für Anfänger

„Hurricane-Training" für Beginner

Ein „Hurricane-Training" ist für jeden geeignet, der ein wenig Trainingserfahrung mitbringt. Der Vorteil eines Hurricane-Trainings ist, **dass du die Intensität individuell an deine sportlichen Vorerfahrungen und deinem aktuellen Leistungsstand** anpassen kannst. Das funktioniert so, indem die Komplexität und der Schwierigkeitsgrad der jeweiligen Übungen variiert werden; sei es bei beim Lauf - oder beim Athletik-Part. Auch die Pausen zwischen den jeweiligen Blöcken können ziemlich flexibel gestaltet werden.

Wenn du in deinem Alltag wenig Zeit hast, jedoch effektiv trainieren möchtest, ist das „Hurricane-Training" genau das richtige für dich. Und falls du das „Hurricane-Training" vorher nicht kanntest, kannst du mit folgendem Beispiel-Trainingsplan loslegen, der nur Übungen mit dem eigenen Körpergewicht beinhaltet.

Du solltest dieses Training **(zwei-) bis dreimal pro Woche wiederholen** und zwischen jeder Runde (Block) zirka 120 Sekunden pausieren. Später kannst du dann die Pause auf 90 Sekunden anpassen. Des Weiteren empfehle ich dir, als Anfänger zunächst nur zwei statt drei Blöcke zu absolvieren.

Fange mit drei einfachen Grundübungen an, die du über drei Trainingseinheiten in der Woche verteilst.

Diese wären Burpees, Squats (Kniebeugen) und Push-ups (Liegestütze).

1. Anfänger-Burpees

Wenn du das erste Mal Burpees ausprobieren möchtest und noch nicht so gut trainiert bist, dann gibt es auch einfachere Varianten, mit denen du dich als Anfänger langsam an die **komplexe Ausführung** herantasten kannst.

Burpees ohne Liegestütz

Statt in den Liegestütz zu gehen, kannst du zunächst auch einfach in der auf den Händen aufgestützten Plank verharren, bevor Du wieder in die Kniebeuge springst.

Du beugst also deine Arme nicht, um deinen Körper zum Boden abzusenken, sondern spannst deinen Körper bei gestreckten Armen an und bleibst in einem Brett. Auch dabei ist zu beachten, dass dein Körper eine gerade Linie bildet und du nicht ins Hohlkreuz fällst oder deinen Hintern in die Höhe streckst.

Der Sprung vom Liegestütz in die Kniebeuge und umgekehrt ist eigentlich der schwerste Teil der Burpees und stellt viele vor eine große Herausforderung.

Um diesen Part als Anfänger zu umgehen, springst du nicht mit beiden Füßen nach vorn, sondern bewegst einen Fuß nach dem anderen. Du läufst kontrolliert in die nächste Position, statt deine Füße mit einem kraftfordernden Sprung zu bewegen.

Zu Beginn solltest du nur **10 Burpees** absolvieren. Später sollte dein Ziel sein, **20 Wiederholungen** am Stück zu schaffen.

Allgemeine Infos:

Bei den Burpees ist es wichtig, sie sauber auszuführen, sonst kann es zu Verletzungen kommen. Wichtig ist eine permanente Körperspannung während der Ausführung. Achte auch beim Rückwärtssprung mit den Beinen, das das Becken nicht nach unten klappt.

2. Air Squats (Kniebeuge)

Ich kenne niemanden, der diese Übung nicht mag. Squats sind einfach auszuführende Übungen und machen richtig Spaß. Hier trainierst du überwiegend deine Beinmuskulatur (unteren Körper). Hier solltest du auf einen geraden Rücken achten und dass du deine Knie nicht zu weit nach vorne schiebst. Vermeide im Kniegelenk einen spitzen Winkel.

Zu Anfang solltest du zehn bis fünfzehn Squats machen. Auch hier wäre dein Ziel, 20 Wiederholungen am Stück zu absolvieren.

Und zu guter Letzt sind da noch die ...

3. Push-Ups

Bei den Push-Ups (oder einfach nur Liegestütze) werden Teile der **vorderen Schultermuskulatur** trainiert. Vor allem aber beansprucht diese Übung deine Brustmuskulatur und deinen Armstrecker. Nebenbei wird auch deine Core-Muskulatur in Beschlag genommen. Sie sorgt dafür, dass deine Körperspannung während der Ausführung aufrecht gehalten wird.

Du solltest acht bis zehn Push-Ups am Stück absolvieren, später dann 20 Wiederholungen.

Beispiel-Woche:

Montag

30 sek. Sprint ->10 Wh. Burpees->10 Wh. Air Squat
30 sek. Sprint ->10 Wh. Burpees->10 Wh. Air Squat
30 sek. Sprint ->10 Wh. Burpees->10 Wh. Air Squat

- 120 Sekunden Pause -

30 sek. Sprint ->10 Wh. Burpees->10 Wh. Air Squat
30 sek. Sprint ->10 Wh. Burpees->10 Wh. Air Squat

30 sek. Sprint ->10 Wh. Burpees->10 Wh. Air Squat

Fertig!

Mittwoch

30 sek. Sprint ->10 Wh. Burpees->8 Wh. Push-ups
30 sek. Sprint ->10 Wh. Burpees->8 Wh. Push-ups
30 sek. Sprint ->10 Wh. Burpees->8 Wh. Push-ups

- 120 Sekunden Pause -

30 sek. Sprint ->10 Wh. Burpees->8 Wh. Push-ups
30 sek. Sprint ->10 Wh. Burpees->8 Wh. Push-ups
30 sek. Sprint ->10 Wh. Burpees->8 Wh. Push-ups

Fertig!

Freitag

30 sek. Sprint ->10 Wh. Burpees->10 Wh. Air Squat
30 sek. Sprint ->10 Wh. Burpees->10 Wh. Air Squat
30 sek. Sprint ->10 Wh. Burpees->10 Wh. Air Squat

- 120 Sekunden Pause -

30 sek. Sprint ->10 Wh. Burpees->10 Wh. Air Squat
30 sek. Sprint ->10 Wh. Burpees->10 Wh. Air Squat
30 sek. Sprint ->10 Wh. Burpees->10 Wh. Air Squat

Zielsetzung

In den nächsten Tagen beziehungsweise Wochen solltest du dann langsam anfangen, **von zwei auf drei Blöcke zu erhöhen, die** Wiederholungszahl der einzelnen Ganzkörperübungen auf **20 Wiederholungen** zu steigern und die **Pausen von 120 auf 90** Sekunden zu reduzieren.

Dieses Training soll **dreimal pro Woche** absolviert werden. Nach jedem durchgeführten Trainingstag sollte ein Ruhetag einlegt werden. Dadurch kann sich dein Körper ausreichend erholen und sich der kommenden Belastung anpassen.

Denke daran, zwischen den einzelnen Übungen keine Pause einzulegen. Diese gönnst du dir erst, wenn eine komplette Runde, also alle **drei Übungssätze** ausgeführt wurden.

Gibt es Tipps und Tricks?

Genau genommen gibt es bei dem Hurricane-Training gar keine richtigen Tipps und Tricks, jedoch auch keine falschen. Was du auf jeden Fall immer beachten solltest, dass du die Übungen insbesondere als Anfänger immer sauber und korrekt ausführst. So verhinderst du trainingsbedingte Verletzungen.

Selbstverständlich wirst du gerade als Einsteiger einen

Muskelkater erleiden, jedoch gehört das zum guten Ton bei fast jedem Training. Also mach dir keine allzu großen Sorgen, falls es nächsten Tag zwickt und knackt. Je fortgeschrittener du wirst, umso schwächer wird der Muskelkater sein.

Sollte der Muskelkater länger anhalten, solltest du das Hurricane-Training verschieben. Der Körper, genauer gesagt deine Muskeln benötigen eine Auszeit, da Muskelkater nichts anderes ist, als kleine Risse in der Muskulatur, die der Körper jetzt wieder reparieren muss. Wichtig ist, dass du dein Ziel nicht aus den Augen verlierst.

Ein weiterer Vorteil eines Hurricane-Trainings ist, dass keine Übung fest vorgegeben, sondern individuell frei wählbar ist. Dieses Workout bietet dir eine unglaubliche Vielfalt. Der Trainingsreiz des Hurricanes ist es, deinen Körper bei jeder Hurricane-Einheit aufs Neue mit anderen Übungen zu fordern. Somit unterliegt dein Organismus immer wieder neuen Trainingsreizen, die er bewältigen muss.

Du kannst zum Beispiel die Inhalte einer Übung etwas ausarbeiten oder variieren, um den Effekt von Zeit zu Zeit zu verstärken. Natürlich kannst du nach und nach Gewichte **(oder Kurzhanteln, Kettlebells, Medizinbälle)** hinzunehmen. Erst kleine, leichte und schlussendlich etwas größere Gewichte.

Doch dazu später mehr im Kapitel: **„Hurricane-Training für Fortgeschrittene".**

Noch einmal: Das Einzige, worauf du wirklich achten und deine Konzentration richten solltest ist, die Übungen stets sauber und korrekt auszuführen. Du solltest dich wirklich nur so sehr anstrengen, dass du selbst die allerletzte Übung immer noch mit Power und Ehrgeiz bewältigen kannst.

So wie der ehemalige Mixed Martial Art-Kämpfer Martin Rooney sagt: **„Last Set is the best Set!"**

Wichtiger Hinweis:

Für Schwangere sollte das Hurricane-Training tabu sein!

Und:

Vor dem Trainingsbeginn sollte sich sportärztlich untersuchen lassen, wer

- während der letzten fünf Jahre nicht sportlich aktiv war,
- über 35 Jahre alt ist,
- einen oder mehrere folgender Risikofaktoren hat:

- Herzkrankheit oder eine genetische Veranlagung dazu,
- Gelenkbeschwerden,
- Übergewicht,
- Bluthochdruck,
- Diabetes mellitus
- bei Nikotingenuss oder wer
- eine gerade überstandene Krankheit oder OP hinter sich hat

Teil 4
Das „Hurricane-Training" für Fort-geschrittene

Das Hurricane-Training für Fortgeschrittene

Wie ich bereits eingangs beschrieben habe, besteht eine Hurricane-Trainingseinheit aus zwei Teilen: einem **Lauf-und einem Athletik-Part.** Während man sich als Anfänger auf zwei Blöcke mit **je 120 Sekunden fokussiert,** sollten Fortgeschritten die kompletten drei Blöcke mit **je 90 Sekunden** absolvieren.

Der Anfänger konzentriert sich dabei in erster Linie auf Ganzkörperübungen, der Fortgeschrittene bezieht Übungen mit Kurzhanteln, Medizinball oder Kettlebells ein. Auf mögliche Übungen-Varianten gehe ich im Bonus-Kapitel - „Der Übungspart" näher ein.

Eine weitere sehr große Variationsmöglichkeit bietet uns der Lauf-Part zu Anfang jeder Trainingseinheit. Hierbei gibt es unterschiedliche Möglichkeiten, einen Sprint zu absolvieren. Ich möchte dir drei unterschiedliche Sprint-Techniken vorstellen.

Sprints 1

Suche dir eine gerade Strecke aus, markiere eine Startlinie, gehe mental in dich und sprinte einfach los.

Sprints 2

Ändere die Startposition, indem du dich zum Beispiel flach auf den Boden legst und dann plötzlich lossprintest. Hierbei gibt es unterschiedliche Variationsmöglichkeiten, mit unterschiedlichen Startpositionen.

Mögliche Varianten: aus der Hocke, aus dem Sitzen, aus einer geduckten Haltung oder auch stehend, mit dem Rücken der markierten Strecke zugewandt.

Sprints 3

Du musst nicht immer zwingend geradeaus sprinten. Auch hier gilt, Abwechslung ins Training zu bringen. Sprinten im **Zick-Zack, sprinten aus der Hocke heraus und danach im Zick-Zack usw.** In Bezug auf ein ausgedehntes Sprint-Training sind keine Grenzen gesetzt. Hier kannst du deiner Fantasie freien Lauf lassen und ein abwechslungsreiches Sprint-Variante absolvieren.

Wie könnte ein „Hurricane-Training" ist der 1-Woche aussehen?

(Schwerpunkt: **Unterköper und Core-Bereich mit Kettlebell**)

Montag:

30 sek. Sprint ->20 Wh. Burpees->20 Wh. Kettlebell Russian Twist

30 sek. Sprint ->20 Wh. Burpees->20 Wh. Kettlebell Russian Twist

30 sek. Sprint ->20 Wh. Burpees->20 Wh. Kettlebell Russian Twist

- 90 Sekunden Pause -

30 sek. Sprint ->20 Wh. Burpees->20 Wh. Kettlebell Russian Twist

30 sek. Sprint ->20 Wh. Burpees->20 Wh. Kettlebell Russian Twist

30 sek. Sprint ->20 Wh. Burpees->20 Wh. Kettlebell Russian Twist

- 90 Sekunde Pause -

30 sek. Sprint ->20 Wh. Burpees->20 Wh. Kettlebell Russian Twist

30 sek. Sprint ->20 Wh. Burpees->20 Wh. Kettlebell Russian Twist

30 sek. Sprint ->20 Wh. Burpees->20 Wh. Kettlebell Russian Twist

Mittwoch:

30 sek. Sprint (Zick-Zack) ->20 Wh. Air Squat->20 Wh. Kettlebell Sit-ups
3
0 sek. Sprint (Zick-Zack) ->20 Wh. Air Squat->20 Wh. Kettlebell Sit-ups

30 sek. Sprint (Zick-Zack) ->20 Wh. Air Squat->20 Wh. Kettlebell Sit-ups

- 90 Sekunden Pause -

30 sek. Sprint (Zick-Zack) ->20 Wh. Air Squat->20 Wh. Kettlebell Sit-ups

30 sek. Sprint (Zick-Zack) ->20 Wh. Air Squat->20 Wh. Kettlebell Sit-ups

30 sek. Sprint (Zick-Zack) ->20 Wh. Air Squat->20 Wh. Kettlebell Sit-ups

- 90 Sekunde Pause -

30 sek. Sprint (Zick-Zack) ->20 Wh. Air Squat->20 Wh. Kettlebell Sit-ups

30 sek. Sprint (Zick-Zack) ->20 Wh. Air Squat->20 Wh. Kettlebell Sit-ups

30 sek. Sprint (Zick-Zack) ->20 Wh. Air Squat->20 Wh. Kettlebell Sit-ups

Freitag: (Sprints us der Hocke raus)

30 sek. Sprint ->20 Wh. Klappmesser->20 Wh. Kettlebell Swing

30 sek. Sprint ->20 Wh. Klappmesser->20 Wh. Kettlebell Swing

30 sek. Sprint ->20 Wh. Klappmesser->20 Wh. Kettlebell Swing

- 90 Sekunden Pause -

30 sek. Sprint ->20 Wh. Klappmesser->20 Wh. Kettlebell Swing

30 sek. Sprint ->20 Wh. Klappmesser->20 Wh. Kettlebell Swing

30 sek. Sprint ->20 Wh. Klappmesser->20 Wh. Kettlebell Swing

- 90 Sekunde Pause -

30 sek. Sprint->20 Wh. Klappmesser->20 Wh. Kettlebell Swing

30 sek. Sprint->20 Wh. Klappmesser->20 Wh. Kettlebell Swing

30 sek. Sprint->20 Wh. Klappmesser->20 Wh. Kettlebell Swing

Weitere Trainingsvariationen

Das Hurricane-Training ist nicht in Stein gemeißelt. Es gibt zahlreiche und unterschiedliche Gestaltungsmöglichkeiten, sein eigenes, individuelles Hurricane-Training zu gestalten.

Beispiel: Statt **30 Sekunden Sprints 45 Sekunden,** statt **drei Sätzen pro Block vier Sätze** pro Block, satt **90 Sekunden Pause nur 45 Sekunden** und so weiter.

Sei kreativ, aber kenne deine eigene Grenze und passe dein Training immer deinem Fitness-Level an.

Ein Hurricane-Training im Gym

Natürlich kann man auch ein Hurricane-Training im Fitness-Studio absolvieren. Hier gelten die gleichen Grundregeln, die ich bereits mehrfach erwähnt habe. Für den Lauf-Part käme das Laufband in Frage, auch den Stepper oder das Rudergerät wäre eine Möglichkeit.

In Bezug auf den Athletik-Part stehen dir Geräte oder zahlreiche weitere Hilfsmitteln (je nach Sortiment in deinem Gym) zur Verfügung. Natürlich musst du die Gewichte der Maschine der Anzahl der Wiederholungen anpassen. Wähle das Gewicht so, dass du 15 bis 20 Wiederholungen gerade so schaffst.

Wie könnte eine Training-Einheit im Gym aussehen?

45 sek. Rudermaschine ->15 Wh. Kniebeuge m. KH->15 Wh. KH Drücken liegend

45 sek. Rudermaschine ->15 Wh. Kniebeuge m. KH->15 Wh. KH Drücken liegend

45 sek. Rudermaschine ->15 Wh. Knebeuge m. KH->15 Wh. KH Drücken liegend

- 90 Sekunden Pause -

45 sek. Rudermaschine ->15 Wh. Kniebeuge m. KH->15 Wh. Latziehen

45 sek. Rudermaschine ->15 Wh. Kniebeuge m. KH->15 Wh. Latziehen

45 sek. Rudermaschine ->15 Wh. Kniebeuge m. KH->15 Wh. Latziehen

- 90 Sekunde Pause -

45 sek. Rudermaschine ->15 Wh. Kniebeuge m. KH->20 Wh. Sit-ups

45 sek. Rudermaschine ->15 Wh. Kniebeuge m. KH->20 Wh. Sit-ups

45 sek. Rudermaschine ->15 Wh. Kniebeuge m. KH->20 Wh. Sit-ups

Teil 5
Das „Hurricane-Training" und die richtige Ernährung

Hurricane-Training und Ernährung

Um das Buch abzurunden, möchte ich in diesem Kapitel einen kurzen Ernährungsteil einfließen lassen. Ohne die richtige Ernährung kann das beste Fitnessprogramm nicht effektiv wirken. Daher müssen wir uns ein wenig über die **optimale Ernährung** unterhalten.

Zum Thema „Ernährung" gibt es zahlreiche Meinungen, unterschiedliche Studien und Ansichten. Ich möchte das nicht diskutieren, das würde den Rahmen dieses Buches sprengen.

Fakt ist aber: **Wer sich gesund ernähren möchte, sollte seinen Schwerpunkt auf natürliche und frische Lebensmittel legen.**

Ich bin ein Befürworter der **Steinzeiternährung.** Damit haben ich persönlich und viele andere sehr gute Erfahrungen gemacht. Wer ein regelmäßiges Workout absolviert und sich wie unsere Vorfahren ernährt, schafft damit eine solide Basis für ein gesundes und energiereiches Leben.

Was ist die Steinzeiternährung?

Die **(Lebens)Nahrungsmittel**, die unsere menschlichen Vorfahren zu sich nahmen, waren jene, die immer noch am besten zu unserem heutigen Stoffwechsel passen. Die menschlichen Gene veränderten sich über die letzten Jahrtausende nicht schnell genug, um sich an unsere neue (von der Zeit der Industrialisierung geprägte) Ernährung anzupassen.

Unsere heutigen Gene sind immer noch zu 99,99 % identisch mit jenen unserer Vorfahren.

Forschungsergebnisse haben Hinweise geliefert, dass unsere Vorfahren sehr gesund waren. Trotz ihrer geringeren Lebenserwartung waren Todesfälle bei ihnen überwiegend die Ursache **äußerer, natürlicher Faktoren, wie zum Beispiel extremes Wetter, Unfälle, Raubtiere und Infektionen.**

Sie litten also nicht an chronischen Zivilisations-Krankheiten wie **Diabetes, Krebs, Bluthochdruck oder Herzkrankheiten.** Diese Krankheiten entstanden erst viele Jahre später, als der Mensch zur Landwirtschaft überging und noch später, als man begann, Lebensmittel künstlich zu verarbeiten und mit Zusatzstoffen (Konservierungsstoffen, künstlichen Aromen usw.) anzureichern.

Die Körper unserer Vorfahren erhielten von gesunden und vor allem ursprünglichen Nahrungsmitteln ihre (Lebens-) Energie. Diese Nahrungsmittel ermöglichten es, **die erforderliche Höchstleistung zu erbringen,** die unseren Vorfahren tagtäglich abverlangt wurde.

Unsere menschlichen Vorfahren waren immer und ständig körperlich aktiv, denn sie mussten **ihre Nahrung jagen und sammeln.** Ihre körperlichen Herausforderungen waren oft extrem, da sie schnell laufen mussten, um wilde Tiere zu jagen.

Um Ausschau nach Tieren zu halten, legten die Jäger dieser Zeit zu Fuß durchschnittlich rund 20 Kilometer pro Tag zurück. Dies beinhaltete auch kurze, **schnelle Aktivitäten und Sprints,** wenn Wildtiere entdeckt wurden oder die Flucht ergriffen werden musste.

Die Ernährungsgewohnheiten unserer Vorfahren wurden in den letzten Jahren sher genau unter die Lupe genommen. Das Ergebnis dieser wissenschaftlichen Studien war, dass die Ursache der fast „übermenschlichen" Fähigkeiten unserer Vorfahren in ihren **natürlichen Lebensmitteln und ihren Lebensgewohnheiten lag.**

Das Fleisch von Tieren und Fisch sorgte für das nötige Eiweiß sowie die essenziellen Fettsäuren. Letztere lieferten – zusammen mit Ölen – hauptsächlich Nüsse und Samen. Frisches Obst sorgte für Kohlenhydrate und Nährstoffe mit einem **sehr niedrigen Glykämischen Index.**

Unseren Vorfahren standen keine Milchprodukte, Getreide oder industriell verarbeitete Lebensmittel

zur Verfügung. Diese kamen erst mit der Landwirtschaft und der Domestizierung von Tieren. Ein
wichtiger Punkt ist, dass die Nahrungsmittel unserer
Vorfahren nicht lange gelagert werden konnten.

Daher wurden Lebensmittel in der Regel frisch und
direkt nach dem Sammeln (oder Jagen) konsumiert.
Bedingt durch die Gezeiten und den häufigen Wech-
sel des Aufenthaltsortes war die Ernährung unserer
Vorfahren abwechslungsreich und vielfältig: **Sie
bestand aus Fleisch, Fisch und Meeresfrüchten.**

Ein weiterer großer Teil der Ernährung bestand aus
Obst, Gemüse, Nüssen, Samen und Wildkräutern.
Diese wurden roh verzehrt, was die enthaltene Menge
an Mikro- und Makro-Nährstoffen sowie krank-
heitsvorbeugenden Inhaltsstoffen maximierte. Noch
ergänzt wurden diese gesunden Ernährungsgewohnheiten durch ein hohes Maß an körperlicher
Bewegung.

Auf den Punkt gebracht:

Die sogenannte **"Steinzeiternährung"** ist keine kur-
zfristige Ernährungsumstellung, sondern eher eine
komplette Umstellung der Essgewohnheiten. Hierbei
geht es darum, die Lebensmittel zu konsumieren, die
für den Menschen, spitz formuliert, „artgerecht" sind.

Erlaubte Lebensmittel in der Steinzeiternährung im Überblick

Wie bereits vorab erwähnt ist das Prinzip der Steinzeit-Ernährung ganz einfach. Hier sind nur Lebensmittel erlaubt, die in dieser oder ähnlicher Form bereits unseren Vorfahren vor zwei Millionen Jahren (Jägern und Sammlern) zur Verfügung standen.

Erlaubte Lebensmittel in der Steinzeit-Ernährung sind:

1. Fleisch:

Hier bei sollten **Weiderind, Geflügel und Lamm** bevorzugt werden. Dieses sollte NICHT mit Getreidefutter und sonstigen Zusätzen aufgezogen worden sein. Daher ist vor allem Wild empfehlenswert.

2. Fisch und Meeresfrüchte:

Wildfang sollte bevorzugt werden.

3. Eier:

Auf **Bio-Eier** achten und diese in die Ernährung aufnehmen, da die Hühner nicht mit Antibiotika gefüttert wurden.

4. Früchte:

Bananen, Mango etc. meiden, da diese über einen hohen Zuckergehalt verfügen. Lieber Beeren aufgrund des geringen Zuckeranteils den Vorzug geben.

5. Gemüse:

Alle Farben, alle Formen, vor allem viel grünes Blattgemüse.

6. Pilze

7. Nüsse und Samen:

Es ist wichtig, dass du darauf achten, welche Nüsse du in den Ernährungsplan aufnehmen. So sind **Macadamia-Nüsse** wesentlich gesünder als **Walnüsse** aufgrund des relativ hohen Anteils an ungesättigten Fettsäuren.

Insgesamt sind Nüsse als Snack für zwischendurch absolut in Ordnung. Hier gilt jedoch nicht mehr als eine Handvoll pro Tag, also nicht in Massen.

Hinweis: Erdnüsse gehören nicht zur Familie der Nüsse, sondern sind Hülsenfrüchte!

8. Öle und Fette:

Kokosöl (erste Wahl), Olivenöl, Avocado-Öl oder Macadamia-Öl sind empfehlenswert.

9. Getränke:

Hier liegt die Wahl bei Getränken ohne Zucker und Zusatzstoffe. **Wasser, Tee, Kräuter-Tee und Kokosnusswasser** sind ratsam.

- Erlaubte Lebensmittel, in der sogenannten **"Grauzonen"** -

1. Milch und Milchprodukte:

Milch, Joghurt usw.

Wenn du gar nicht darauf verzichten kannst, dann solltest du **Milch von Tieren trinken oder Milchprodukte verzehren, welche der sogenannte Weidehaltung** entstammen. Ob es dir gut tut oder nicht, das hängt ganz allein von deinem eigenen **Stoffwechsel ab sowie der individuellen Genetik.** Selbst der Gesundheitszustand spielt hier eine gewichtige Rolle. So sollten du, wenn du unter Akne, Autoimmunkrankheiten oder Tumoren leidst, diese Produkte lieber gänzlich weg lassen. Besonders in der Anfangsphase solltest du Milch und Milchprodukte aussparen bzw. erst später einführen und dann selbst in Erfahrung bringen, ob diese Lebensmittel dir gut tun oder nicht.

Eine sehr gute Webseite, die sich kritisch mit der Milch auseinandersetzt, ist: **www.milchlos.de**

2. Kartoffeln:

Wenn du an Gewicht verlieren möchten, solltest du Kartoffeln vorübergeht aus deinem Speiseplan ausklammern.

3. Fruchtsaft:

Dieser darf verwendet werden, um Speisen zu süßen.

4. Stevia:

Wer auf Süße nicht verzichten kann, der darf Stevia verwenden, da es sich hierbei um einen rein pflanzlichen Wirkstoff handelt.

5. Hülsenfrüchte:

Grüne Bohnen und Zuckerschoten (ausgewählte Hülsenfrüchte) sind ratsam, da diese beiden Zutaten nur eine sehr geringe Bohnen-Eigenschaft aufweisen.

6. Ausgewählte Lebensmittel (verarbeitet):

Dabei handelt es sich um Oliven in Glas/Dose, passierte Tomaten oder auch Kokosmilch aus der Dose. All das ist „erlaubt", sofern darin keine unerlaubten Zusatzstoffe enthalten sind.

- Nicht-Erlaubte Lebensmittel -

1. Getreideprodukte:

Dazu gehören Roggen, Weizen, Gerste, Hafer, Mais, Hirse, – hier sind jedoch nur die Bekanntesten genannt.

Kleiner Exkurs: Getreide und die Abwehrstoffe

Abgesehen davon, dass Getreide im Körper Säure bildet, ist es auch arm an Mineralien, Vitaminen und Spurenelementen. Hält man vergleichsweise **Obst und Gemüse, mageres Fleisch und Nüsse** dagegen, schneidet Getreide sehr schlecht ab.

Deutlich wird das Ganze, wenn man sich die Kohlenhydrate in Brot usw. ansieht. So ist die rein rechnerische Kohlenhydratmenge etwa in Nudeln mit 23 g pro 100g nur geringfügig höher als in manchen Früchten (Beispiel: Bananen 22,8 g). Betrachten wir aber die Qualität der beiden Nahrungsmittelgruppen insgesamt, wird wieder klar, dass Früchte weit besser abschneiden als Brot und Getreideprodukte.

Das größte Manko des Getreides findet sich allerdings in den sogenannten Antinährstoffen. Pflanzen können vor ihren Feinden nicht weglaufen. Daher hat sich die Natur für ihre Pflanzen interne biologische Abwehrwaffen ausgedacht, die beim Verzehr (durch Tier oder Mensch) des Konsumenten zu gesundheitlichen Problemen führen können.

Die sogenannten **biologischen Abwehrmechanismen** der Getreidekörner reichen von Allergenen, die die Verdauung und Nährstoffaufnahme erschweren, bis hin zu Phytinsäure, Gluten und Lektinen, die das Immunsystem nachteilig beeinflussen.

2. Hülsenfrüchte:

Schwarze, Rote, Erbsen, Linsen, Erdnüsse oder besser gesagt alle Formen von Bohnen sowie jegliche Form von Soja.

3. Milchprodukte:

Streng nach Paleo werden Milchprodukte gemieden. Jedoch...kann man Milch, wenn man sie verträgt, auch in der Rubrik "Graustufe" einordnen.

4. Zucker & Süßstoffe (künstlich):

Raffinierter Zucker, Süßstoff, Agaven-Sirup und anderes ist nicht erlaubt.

5. Süßes – Süßigkeiten:

Naschkatzen werden nun verrückt werden. Doch im eigentlichen Sinne versteht es sich von selbst: Es sind keine klassischen Süßigkeiten wie Gummibärchen, Riegel, Schokolade, Bonbons, Kaugummi und anderes erlaubt.

6. Künstliche Zusatzstoffe und verarbeitete Lebensmittel:

Konservierungsstoffe, Geschmacksverstärker und vieles mehr sind nicht gestattet! Es ist ratsam die Zutatenliste der Verpackungen zu kontrollieren und nach den Zusatzstoffen zu suchen, die nur schwer aussprechbar sind! Hier gilt nunmehr: Finger weg!

7. Softdrinks:

Alle Sorten von Cola, egal ob light, Zero oder mit anderen verlockenden Namen ausgestattet: sie alle stecken voller Chemie. Auch Fruchtsaftschorlen sind aufgrund des hohen Zuckergehaltes nicht erlaubt.

8. Pflanzenöle (raffiniert):

Sonnenblumenöl, Rapsöl etc.

Pflanzenöle, wie wir sie kennen, kommen in der Natur nicht vor. Ebenso werden Pflanzenöle so stark und aufwendig bearbeitet, dass der angegebene Nährwert dazu in keiner Relation steht.

Durch Erhitzen (ab etwa 130°C, eine Temperatur, die beim Braten oft überschritten wird) von Pflanzenölen mit einem hohen Gehalt an mehrfach ungesättigten Fettsäuren, entstehen die sogenannten **gesundheitsschädlichen Transfettsäuren.**

Transfettsäuren, die auf lange Sicht gesundheitliche Risiken bergen und unter anderem in Nahrungsmitteln wie Pommes-Frites, Chips, Keksen, Fast Food, Teigwaren (Blätterteig) usw. vorkommen, gilt es generell zu verzichten.

Handelsübliche Pflanzenöle (**Sonnenblumen-, Distelöl** usw.) besitzen einen sehr hohen Anteil an Omega-6-Fettsäuren, die wir, bedingt durch den hohen Verzehr von Getreideprodukten (mit hohem Anteil an Omega-6-Fettsäuren) und Fleischprodukten aus Masttierhaltung ohnehin im Verhältnis zu den Omega-3-Fettsäuren zu viel konsumieren.

9. Fleisch / Wurstwaren:

Herkömmliche Fleischsorten, die nicht aus der Bio-Zucht stammen, gehören ebenso gestrichen. Dies schließt auch Würstchen, Hamburger, Salami, Mortadella und Co. mit ein. Der Grund: Diese sind oftmals mit Antibiotika oder Hormonen versetzt, welche das Vieh mit dem Getreide aufgenommen hat.

10. Alkohol:

Keinesfalls Alkohol trinken und auch nicht zum Kochen verwenden.

Das Whole 30-Programm

Das 30-Tage-Programm oder Whole 30 brt auf der Steinzeiternährung und verfolgt das Ziel, dass die Ernährung sowie der Lebensstil langfristig umgestellt werden, um der eigenen Gesundheit Genüge zu tun.

Dieses Programm hilft Ihnen dabei, sich wieder so zu ernähren, wie es der Körper aufgrund der jahrtausendlangen Evolution gewohnt war.

Wenn du ein paar simple Ernährungsregeln befolgst, potenziell gefährliche und gesundheitsschädliche Lebensmittel ausschließt und minimale Veränderungen an deinem Lebensstil vornimmst, dann wirst du im Bereich der Ernährung und der Fitness ein ganz neues Gesundheitsbewusstsein erlangen. Du wirst **evtl. Gewichtsprobleme** in den Griff bekommen und auch die große Gefahr, an einer Zivilisationskrankheit zu erkranken, minimieren oder sogar komplett aus dem Weg gehen.

Auch können sich in den kommenden 30 Tagen:

- **Magenbeschwerden,**
- **Blähbauch**
- **Verdauungsprobleme,**
- **unreine Haut (wie Akne)**
- **Stimmungsschwankungen**
- **Energielosigkeit (Apathie)**
- **Schlafstörungen**

...und vieles andere mehr rapide verbessern oder gar komplett verschwinden.

Steinzeiternährung / Vegetarier / Veganer

In der Steinzeiternährung ist der Verzehr von Fleisch eine tragende Säule, und das sollte jedem im Vorfeld bewusst sein. Überzeugte Vegetarier können dennoch vom der **Steinzeiternährung profitieren,** indem du bestimmte Komponenten, wie oben aufgelistet, einfach weglassen. Das gleiche gilt auch für Veganer.

Arthur de Vany schreibt in seinem Buch **„Die Steinzeit-Diät"**, dass Vegetarier / Veganer sich mit Nahrungsergänzungsmitteln aushelfen sollten.

Er empfiehlt: **Vitamin B-Komplex fettlösliches Vitamin A sowie den zweikettigen Aminosäuren-Komplex.** Man sollte jedoch darauf achten, dass dieser keinen Zucker enthält.

Des Weiteren empfiehlt er **Kokosöl/Olivenöle** und **Omega-3-Öle** für eine ausreichende Versorgung an wichtigen Fetten.

Persönlicher Tipp: Auch hier gibt es bei YouTube zahlreiche Rezepte zur Steinzeiternährung, die man mit einfachsten Mitteln nachkochen kann.

Wer seinem Körper was gutes tun möchte und nebenbei überschüssige Pfunde verlieren möchte, der sollte...

Kurzeitfasten / Intermittierendes Fasten

Kurzzeitfasten und Kalorienrestriktion stellen ein einfaches Prinzip dar. Medizinisch als intermittierendes Fasten bezeichnet, gilt diese Methode als besonders effektiv, um den menschlichen Stoffwechsel anzukurbeln.

Neben dem Verlust von Gewicht führt das Kurzzeitfasten und die damit verbundene Kalorienrestriktion zur Verbesserung der Gesundheit, denn die Tätigkeit des menschlichen Stoffwechsels wird erhöht.

Beim Kurzzeitfasten mit Kalorienrestriktion erfolgt das Fasten in kurzen Phasen. Kurze Fastenphasen werden mit Phasen, in welchen die Nahrungsaufnahme frei bestimmt werden kann, kombiniert.

Die Umstellung erfordert in erster Linie Disziplin. Allerdings gehen die Fastenzyklen relativ schnell in eine selbstgewählte Selbstverständlichkeit über und werden auf diese **Art und Weise schnelle müheloser Bestandteil des täglichen Alltags.**

Bereits nach wenigen Wochen lassen sich die Zyklen leicht einhalten, denn das System des Kurzzeitfastens ist sehr flexibel.

Täglich kurze oder weniger längere wöchentliche Fastenphasen bestimmten die Methodik des Kurzzeitfastens. Das Kurzzeitfasten erlaubt zudem die individuelle Ernährungsweise, welche sich leicht an die persönliche Situation anpassen lässt.

Intermittierendes Fasten

Beim intermittierenden Fasten werden die Fastenperioden gezielt mit Zeiten unterbrochen, in denen die Aufnahme von Nahrung wieder erlaubt ist.

Mit einem Blick auf unsere Vorfahren, die noch keine industriell **gefertigte Nahrung** im Supermarkt einkaufen konnten, stellen wir fest, dass Jagen und sammeln erst einmal Energie kostet. Erst bei erfolgreicher Jagd verschiedener wilder Tiere oder reicher Ausbeute beim Sammeln von Beeren usw. war die Zufuhr von Energie gewährleistet. Industriezucker war unbekannt und die erlegten Tiere wurden nicht im Vorfeld gemästet.

Dieses Wissen macht man sich beim intermittierenden Fasten zunutze und plant entsprechend die Phasen von Energieverbrauch und Energiezufuhr. Der Körper erlebt wieder seinen ursprünglichen Kontext und die metabolische Balance ist weniger in Gefahr, aus dem Gleichgewicht zu geraten beziehungsweise kann auf diese Weise erst wieder normalisiert werden.

Intermittierendes Fasten liefert die Vorteile einer

kalorienarmen Kost: Steigerung der Lebenserwartung aufgrund der Prophylaxe von verschiedenen Krankheiten und der Optimierung des Körpergewichts. Im Gegensatz zur kalorienreduzierten Ernährung hat intermittierendes Fasten jedoch nicht den gravierenden Nachteil, dass es zum Abbau von wertvoller Muskelmasse kommt.

Das Intermittierende Fasten wurde in verschiedenen Studien bereits getestet - u.a. an Mäusen. Es zeigten sich erstaunliche Reaktionen. **Die Psyche wurde positiv beeinflusst**, der Tagesrhythmus optimiert und sogar der Tag-Nacht-Rhythmus konnte durch die Phasen von Fasten und Essen neu und optimaler programmiert werden.

Personen die chronisch gestresst sind, suchen besonders oft nach einem Ausgleich und lassen sich in der Theorie schnell von Themen wie Fasten - speziell intermittierendes Fasten begeistern. Doch gerade für diese Personen, kann intermittierendes Fasten das Gegenteil bewirken.

Fasten unter Stress bedeutet meist Strapaze. Wer ohnehin am Limit ist, reagiert auf Stressoren noch intensiver als sonst und erhöht seinen Stresslevel unnötigerweise.

Daher sollte der Zeitpunkt für den Beginn des intermittierenden Fastens gut gewählt sein und nicht unbedingt zum Ende einer hochwichtigen beruflichen Phase, nach einer Geburt oder mitten in den Vorbereitungen zur Prüfung begonnen werden.

Phasen beim intermittierenden Fasten

Der circadiane Rhythmus - also unser Tagesrhythmus - hängt sehr stark von der Taktung unserer Nahrungsaufnahme ab. Daher ist es wichtig, dass Phasen des Essens und des Fastens täglich vorkommen. Es wird empfohlen, **die Fastenzeit nicht länger als 24 Stunden dauern zu lassen** und dann wieder eine Phase der Nahrungsaufnahme einzulegen.

Über welchen zeitlichen Rahmen hinweg diese Phasen wechseln, kann unterschiedlich gehandhabt werden - wöchentlich mit ein oder zwei Fastentagen in der Woche oder täglich mit stundenweisen Fastenphasen **(Beispiel: 16/8 Methode).**

Wöchentliches Fasten / 24 Stunden Fasten

Das Fasten für 24 Stunden, auch unter Eat-Stop-Eat bekannt, wird etwa ein bis zweimal pro Woche empfohlen. Den Rest der Woche sollte man sich dann bewusst ernähren.

Empfehlenswert ist es, eine Mahlzeit abends zu sich zu nehmen und dann am Abend des Folgetages erst wieder etwas zu essen.

Sportler sollten diese Methode unbedingt auf Wochentage legen an denen sie nur ein geringes oder gar kein Trainingspensum absolvieren. Wer sein Idealgewicht bereits erreicht hat und nur die weiteren Gesundheitseffekte ausnutzen möchte, dem reicht ein 24-Stunden-Fastentag pro Woche vollkommen aus.

Tägliches Fasten

Für das tägliche Fasten können verschiedene Zeitfenster für die Fastenphasen eingerichtet werden. Dabei reichen die Stundenzahlen von 12 bis 20 Stunden fürs Fasten und 4 bis 12 Stunden fürs Essen. Ein gutes Mittelmaß bei gleichzeitiger Anpassung von Kohlenhydrat und Kalorienanpassung ist das Fastenfenster von 16 Stunden.

16/8 Methode

Bei dieser Methode fastet man 16 Stunden, danach hat man wieder 8 Stunden Zeit, Mahlzeiten zu sich zu nehmen. Das Zeitfenster, in dem man wieder essen kann, ist relativ groß, sodass **sich diese Methode optimal für Einsteiger eignet.**

Im folgenden Beispiel nimmt man **sein Abendessen etwa um 19 Uhr** ein und fastest dann bis zum **nächsten Tag um 11 Uhr**, wonach wieder eine Essensperiode von 8 Stunden beginnt.

Gewichtsverlust durch Kurzzeitfasten

Für die Optimierung des Körpergewichts eignet sich intermittierendes Fasten sehr gut. Allerdings sollte hier der Fastenzeitraum von mindestens 16 Stunden eingehalten werden, den diese Phase hat den größten Einfluss auf **Hormonhaushalt, und Stoffwechsel** und bringt die meisten gesundheitsförderten Faktoren des Kurzzeitfastens zum Tragen.

Wer neben dem Fasten noch Sport treibt, wird besonders gute Ergebnisse erzielen, muss aber darauf achten, den Körper bei sportlicher Belastung auch ausreichend mit Nährstoffen zu versorgen. Hier dürfen dann auch durchaus Lebensmitteln mit einem höheren Kohlenhydratanteil verzehrt werden.

Hungergefühl beim Kurzzeitfasten

Besonders zu Beginn kann es sein, dass der Gedanke an Essen einen nicht loslässt. Besonders bei Menschen, die vorher viele Süßigkeiten gegessen oder süße Getränke getrunken haben. Der schnelle Anstieg und rasche Abfall des Blutzuckerspiegels sorgt bereits nach kurzer Zeit für ein unerträgliches Hungergefühl.

Der Industriezucker in den Nahrungsmitteln hat ein enormes Suchtpotential und kann anfangs zu einer Art Entzugserscheinung führen.

Viel Trinken reicht oft schon, um das Hungergefühl zu unterbinden (generell sollte man während dem Fasten viel trinken). Außerdem wird auch Tee, wie grüner Tee oder schwarzer Kaffee empfohlen. Eine weitere Möglichkeit gegen das anfängliche Hungergefühl ist **„Ablenkung"**. Gehe spazieren, lese ein Buch oder spiele mit deinen Liebsten ein Brettspiel.

Du wirst merken, dass das anfänglich **starke Hungergefühl** mit der Häufigkeit des Fastens irgendwann nachlassen wird.

Fazit:

Die 16/8 Methode lässt sich auch sehr gut in den ganz normalen (persönlichen) Alltag integrieren. Selbst bei Berufstätigkeit kann die Taktung gut eingehalten werden. Wer mit dieser Methode Erfahrung gesammelt hat (und die ersten Erfolge) kann je nach Bedarf auf die 24 Stunden-Fasten-Variante umsteigen.

Hinweis: Schwangere, stillende Mütter oder auch untergewichtige Menschen sollten auf das Intermittierende Fasten verzichten.

Nachwort (wie geht es weiter)

Wer dieses Buch bis hierher gelesen hat, ist schon mal einen großen Schritt weiter.

Jetzt muss nur noch der innere Schweinehund überzeugt werden, auch wirklich loszulegen. Hier kann das befreiende Gefühl nach einem ausgiebigen Training vielleicht helfen. Loszugehen ist wirklich das Schwierigste. Wenn du erst einmal angefangen hast, ist alles nicht mehr so schlimm oder anstrengend.

Wie heißt es so schön ...

"Übung macht den Meister".

Über Erfolg oder Misserfolg entscheidet oft der Fokus auf eine Sache. Ich kann viele Dinge halbherzig erledigen, dann werde ich auch halbherzige Ergebnisse bekommen. Oder ich kann mich auf eine Sache konzentrieren, sprich fokussieren, und ich werde herausragende Ergebnisse erzielen.

Wie das Ergebnis ausfällt, hängt von jedem selber ab. **Konzentration entsteht meistens aus einem tiefen, inneren Bedürfnis heraus,** ein angestrebtes Ziel zu erreichen. Vorrausetzung ist natürlich, dass man überhaupt ein definiertes Ziel besitzt.

In Bezug aufs „die eigene Fitness" steht das Ergebnis

immer in Relation dazu, wie du persönlich an die Sache herangehen.

Oft wird hier das Wörtchen **„versuchen" in einem inneren Dialog verwendet** oder auch in einem Gespräch mit Bekannten oder Freunden. Was daraus resultiert, ist, dass man sich selber ein Hintertürchen offen hält für ein mögliches, persönliches Versagen.

„Versuchen" hat keinen richtigen Focus. Wenn du etwas versuchst, öffnet es dir einen sehr großen, geistigen Spielraum.

Man gibt sich selber die Möglichkeit zu scheitern und das ohne großartigen Gesichtsverlust.

Ob das "Hurricane-Training" funktioniert oder nicht, hängt letztendlich davon ab, was du bereit bist zu tun.

Wir Menschen sind Gewohnheitstiere, und Veränderungen lassen wir nicht immer bereitwillig zu. Veränderungen im Leben gehen oft mit der eigenen, persönlichen Motivation einher, denn ohne Motivation keine Veränderung. Und gerade dann stellt sich die Frage, ob die Motivation von außen oder von innen kommt.

Dafür gibt es sogar zwei spezielle Fachbegriffe: **„Intrinsische Motivation" und „extrinsische Motivation".** Die extrinsische Motivation kommt immer von außen. Da wäre der Chef, der einen motiviert, für einen fetten Gehaltsbonus mehr zu arbeiten oder der Trainer, der einen motiviert, alles zu geben. Man handelt danach, weil man es für richtig hält und auf ein Ziel oder eine Belohnung hinarbeitet.

Die intrinsische Motivation kommt von innen: Jemand tut etwas, weil er selbst es tun will und er sich mit der daraus entspringenden aktuellen Handlung absolut identifiziert, sie braucht. Beide Arten von Motivation sind absolut in Ordnung und keine ist besser als die andere, aber: Während die Motivation von außen mit der Zeit verblasst, ist die Motivation von innen nach wie vor präsent.

Du hast das Buch gekauft, du opferst deine persönliche Lebenszeit, um das Buch zu lesen, daher gehe ich stark davon aus, dass du innerlich motiviert bist, Veränderungen in deinem Leben zuzulassen. Diese Einstellung ist mitunter die beste Voraussetzung, den Inhalt dieses Buches schrittweise umzusetzen.

Fange heute noch an dir deinen persönlichen Wochenplan zu erstellen. Passe den Wochen-Plan deiner Verfügbaren Zeit, deinem Umfeld und deinem persönlichen Fitness-Level an.

Morgen beginnst du mit dem **Whole30-Programm** und teste aus, wie die Steinzeiternährung auf deinen Körper wirkt. Du wirst positiv überrascht sein.

3 x mal absolvierst du ein ausgiebiges Hurricane-Training in der freien Natur oder im Gym. Die Wahl liegt bei dir. Achte darauf zwischen den Trainingseinheiten einen Tag zu pausieren.

Die Trainingsfreien Tage kannst du optimal nutzen um zu Fasten. Da empfehle ich dir, wie im bereits beschrieben, **die 16/8 Methode.** Hurricane-Training, Steinzeiternährung und Kurzzeitfasten, das sind die 3 Säulen für mehr Gesundheit und ein höheres Fitness-Level.

So könnte deine Woche aussehen:

- **3 x mal Hurricane-Training (Mo., Mi., Fr.)**
- **3 x mal 16/8 Fasten (Di., Do., Sa.)**

und das ganze mit der **Steinzeiternährung** kombiniert, schafft ein optimales Fundament, für einen fitten, gutaussehenden und gesunden Körper.

Wichtig ist, dass das Thema „Hurricane-Training" für dich nicht nur Theorie bleibt. Fange gleich morgen an, Inhalte umzusetzen und spüre in den nächsten Wochen, wie dein Körper auf diese Veränderung reagiert.

Ich wünsche dir persönlich alles Gute und vor allem eine Menge Motivation.

Bonus-Kapitel: Übungspart

Hier findest Du eine Auswahl an 20 Übungen, die sich hervorragend für ein Hurricane-Training eignen. Die Liste erhebt keinen Anspruch auf Vollständigkeit.

Viel Spaß beim Stöbern.

Ganzkörperübungen / 10 Klassiker

Ganzkörperübung:

Burpees
Anfänger-Burpees

Schwerpunkt: Brust, Trizeps, Schulter

Liegestütz
Anfänger-Liegestütz

Schwerpunkt: Beine, Gesäß, Core

Air-Squat
Ausfallschritte
Climber

Schwerpunkt: Bauchmuskulatur

Crunches
Klappmesser

Seitliche Crunches
Sonstige:

Hampelmann
Highjumps

Kettlebell-Übungen / Fortgeschritten:

Kettlebell Russian Twist
Kettlebell-Swing
Kniebeuge mit Kettlebell
Kettlebell Clean
Kettlebell Sit-up
Kettlebell Turkish-Get-up
Kettlebell Overhead-Press
Kettlebell Snatch
Kettlebell High-Pull

Sonstiges:

Übungen mit einem Medizinball

Quellen

www.heuteinform.at

www.above-and-beyond.de

www.menshealth.de

Die Steinzeit-Diät / Arthur de Vany

Leben ohne Brot / Wolfgang Lutz

http://blog.tillsukopp.de/home/paleo-ernahrung-was-ist-das-eigentlich-teil-1-von-2

www.urgeschmack.de/die-paleo-diaet/

www.fastentipps.de

www.heilfastengesundheit.de

www.elle.de/gesundheit-ernaehrung-intermittierendes-fasten-145414.html

Über den Autor

Lizensierter Fitness-Trainer, Fitness-Lehrer, zertifizierter "MovNat" Trainer, Ausbildung zum Heilpraktiker, Autor, Solopreneur, Digitaler Nomade und Lebenskünstler... ;)

Bereits erschienen (Bücher / eBooks):

Die Matrix-Diät: „Abnehmen m. Körper, Geist & Seele"

Der Smoothie-Guide …ein unterhaltsamer Ratgeber

Xylit „Das süße Wundermittel"
Der Paleo-Lifestyle: Steinzeitfitness im 21. Jahrhundert

Der Matcha Tee: Das grüne Wunder aus Japan

Das Kokosöl: Das Geheimnis äußerer Schönheit, stabiler Gesundheit und grenzenloser Energie

Die Steinzeit-Diät: In 28 Tagen zum Wohlfühlgewicht

Die Smoothie-Diät: Gesund und lecker abnehmen mit selbstgemachten Smoothies

Kolloidales Silber: Das natürliche Antibiotikum für Mensch, Tier und Pflanze

Moringa Baum: Mehr Gesundheit, mehr Energie und jünger aussehen mit dem Wunderbaum

Die Zistrose: Das Wunderkind unter den Heilpflanzen

Omega 3: Die wiederentdeckte Fettsäure gegen Herz-Kreislauferkrankungen, Alzheimer, Depressionen, Arthrose, ADHS und Entzündungen

4SuperFoods: Matcha-Tee, Kokosöl, Moringa-Baum, Zistrose (Sammelband 1)

Vitamin D: Das Superhormon gegen Herz-Kreislauferkrankungen, Krebs, Depressionen, Grippe und mehr…

Projekt Diät: Artgerecht zum Wohlfühlgewicht / Sammelband

4SuperFoods: Vitamin D, Wasser, Gerstengrassaft, Omega 3 (Sammelband 2)

Wasser: Das Lebenselixier für Gesundheit, Vitalität und Wohlbefinden

Das Vitamin K: Das vergessene Vitamin

Der Vitamin D & K Faktor: Der Rundumschutz für chronische Erkrankungen

Krafttraining: Kraft ist die bessere Medizin

Der Detox-Plan: Gesundheit, Lebensenergie und jünger aussehen durch natürliche Entgiftung

Zucker: Die (süße) tödliche Verführung [Fettleibigkeit, ADHS, Herz-Kreislauferkrankungen, Diabetes / WISSEN KOMPAKT]

Kokoswasser: Das Natürliche Elixier des Lebens (Anti-Aging, Entgiftung, Sport, Kokosnuss / WISSEN KOMPAKT)

Die Kokosnuss: Wunderfrucht von den Tropen (Sammelband)

10 Superfoods: Powerfoods für mehr Gesundheit, mehr Lebensenergie und natürliches Anti-Aging (Argan-Öl / Kurkuma / Baobab Affenbrotbaum / Chia Samen und mehr

Kakao: Die wundersame Heilkraft der Kakaobohne

Kokosöl: Das Wunder-Öl in der täglichen Praxis

10 Superfoods 2: Powerfoods für mehr Gesundheit, mehr Lebensenergie und natürliches Anti-Aging

10 Superfoods 3: Powerfoods für mehr Gesundheit

Chia-Samen: Wundersamen für mehr Gesundheit und Lebensenergie

Barfuß-Fitness: Wie unsere Füße unsere Gesundheit beeinflussen

Paleo 30: Mehr Wissen, mehr Erfolg (Steinzeiternährung)

Glutathion: Das Entgiftungs- und Anti-Aging Wunder

Die Kaizen-Diät: In kleinen Schritten zum Wohlfühlgewicht

Paleo Fast-Food: 33 Rezepte aus der Steinzeitküche

Paleo 30: Der ultimative Starter-Guide (Sammelband)

Vorsicht SITZEN: Die unterschätzte Gefahr

Ein gesunder Geist steckt in einem gesunden Körper
Band 1

Ein gesunder Geist steckt in einem gesunden Körper
Band 2

Avocado-Öl: Das wertvolle Pflanzenöl aus der Frucht der Avocado

Krill-Öl: Die neue Generation von Omega-3-Fettsäuren

Die Welt der Öle: Kokosnuss-Öl, Avocado-Öl & Krill-Öl (Sammelband)

Das Tabata-Prinzip: 4-Minuten-Workout für maximale Fitness

10.000 Schritte zum Wohlfühlgewicht: Schritt für Schritt erfolgreich abnehmen

Life Hacks "GESUNDHEIT": 20 präventive Anwendungen für Körper, Geist & Seele

Kurkuma: Das Wundergewürz mit Heilwirkung

OPC: Jung bleiben und alt werden mit dem antioxidativen Wirkstoff aus dem Traubenkern

Camu Camu: Die Vitamin C-reiche Powerfrucht aus den Tropen

MSM: Natürlicher Schwefel gegen chronische Erkrankungen

Vitamin C "Hochdosiert": Das unterschätzte Vitamin in der Ernährungslehre

BIG3: Vemeide diese 3 angeblich gesunden Lebensmittel

Superfoods "Regional": Powerfoods direkt vor unserer Haustür

L-Carnosin: Die geheimnisvolle Aminosäure für ein langes und gesundes Leben

Vitamin B12-Mangel: Die unterschätzte Volkskrankheit ((Erschöpfung, Depressionen, Müdigkeit, Vegan, Vegetarier)

Die Macht der Geduld: Mehr Beharrlichkeit für ein stressfreies und gesundes Leben

Die Stoffwechsel-Strategie: Erfolgreiche Taktiken für einen schnellen Fettstoffwechsel

Homepage:
www.meine-superfoods.com
www.my-kindle-ebooks.de
www.der-paleo-lifestyle.de

Der "STEINZEIT-DIÄT" Online-Kurs:
www.steinzeit-paleo-diaet.de

Ich gebe Ihnen eine Garantie

Mir ist es sehr wichtig, dass Sie aus diesem Buch den größtmöglichen Nutzen ziehen. Sollten Sie dennoch enttäuscht sein und Sie keinerlei Nutzen verzeichnen könnten, dann schreiben Sie mir eine E-Mail und ich erstatte Ihnen ohne Wenn und Aber den Kaufpreis zurück.

In dieser Hinsicht vertraue ich Ihnen als ehrlichem Menschen.

Bitte um ein Feedback

Eine persönliche Bitte:

- Sollte irgendetwas in diesem Buch nicht stimmen.
- Sollte eine Behauptung nicht richtig sein.
- Haben Sie einen Abschnitt/oder ein Kapitel nicht verstanden?
- Haben Sie sich über einen Satz/einen Abschnitt aufgeregt?
- Habe ich irgendwo undeutliche Formulierungen benutzt?

Und ergänzend alles andere…

Dann nehmen Sie mit mir Kontakt auf:

info@my-kindle-ebooks.de

Dieser Weg ist mir lieber, als wenn der Leser dieses Buch mit negativen Gefühlen beschließt.

Rechtliches

Der Autor übernimmt keine juristische Verantwortung und keinerlei Haftung für Schäden, die aus der Benutzung dieses E-Books / Buch entstehen. Außerdem ist der Autor nicht verpflichtet, Folge- oder mittelbare Schäden zu ersetzen.

Gewerbliche Kennzeichen- und Schutzrechte bleiben von diesem Titel unberührt.

Das Werk ist einschließlich aller Teile urheberrechtlich geschützt. Das vorliegende Werk dient nur dem privaten Gebrauch. Alle Rechte, auch die der Übersetzung, des Nachdrucks und der Vervielfältigung dieses Titels oder von Teilen daraus, verbleiben beim Autor.

Ohne die schriftliche Einwilligung des Autors darf kein Teil dieses Dokumentes in irgendeiner Form oder auf irgendeine elektronische oder mechanische Weise für irgendeinen Zweck vervielfältigt werden.

Haftungsausschluss/Disclaimer

Der Besuch unserer Seiten kann nicht den Arzt ersetzen. Suchen Sie bei unklaren oder heftigen Beschwerden unbedingt einen Arzt auf! Die Informationen auf unseren Seiten sind vom Autor und Verlag sorgfältig recherchiert und zusammengestellt worden.

Dennoch kann keine Garantie übernommen werden. Die hier dargestellten Informationen dienen nicht Diagnosezwecken oder als Therapieempfehlung. Eine Haftung des Autors und Verlages für Personen-, Sach- und Vermögensschäden durch die Gesundheitstipps und Rezepte auf unseren Seiten wird ausgeschlossen.

Herausgeber:

Michael Iatroudakis
Am Schmittsberg 14
68519 Viernheim
Tel.: Auf Anfrage

Email: info@my-kindle-ebooks.de